Des affections tristes de l'ame, considérées comme cause essentielle du Scorbut, N.º 315.

DISSERTATION

Présentée conformément à l'article XI de la Loi du 19 ventose an XI, et soutenue à l'Ecole de-Médecine de Paris, le 12 fructidor an XII;

PAR L'HARIDON-CRÉMÉNEC,

de Douarnénez, département du Finistère.

Ancien Elève de l'Ecole de Santé de Paris, etc.

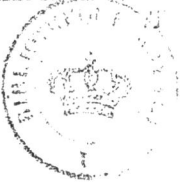

Tædet animam meam vitæ meæ.
Job, 2.ᵉ leçon, chap. 10.

A PARIS,

DE L'IMPRIMERIE DE DIDOT JEUNE,

Imprimeur de l'Ecole de Médecine, rue des Maçons-Sorbonne, n.º 406.

AN XII. (1804.)

PRÉSIDENT,

M. LEROUX.

EXAMINATEURS,

MM. BAUDELOCQUE.
BOURDIER.
BOYER.
CORVISART.
DEYEUX.

AUX MANES

DE L'INFORTUNÉ

BERNIER,

Astronome de l'expédition de Découvertes, commandée par le
Capitaine BAUDIN;

VICTIME DU SCORBUT,

L'amitié plaintive.

*

L'HARIDON-CRÉMÈNEC.

Des affections tristes de l'ame, considérées comme cause essentielle du Scorbut.

~~~~~~~~~~~~~~~~~~~~~

Me serait-il permis de présenter quelques réflexions pratiques sur une matière qui a fait la réputation de tant d'hommes illustres, et sur laquelle s'exercent encore avec avantage pour la science, de jeunes médecins qui marchent sur les traces de ces hommes célèbres ?

Je vais considérer le scorbut, tel qu'une longue et pénible expérience me l'a fait connaître, et le donner pour ce que je le crois en effet, le produit et le dernier terme de la nostalgie ; pour la cachexie nautique, présumée par *Bordeu*, dans son Traité de l'analyse médicinale du sang.

C'est donc surtout à l'esprit qu'il faudrait s'adresser, en traitant d'une altération physique aussi manifestement dépendante de l'affection morale, sa cause première, la compagne constante de tous les désordres qu'enfante le scorbut, et vers laquelle il faudrait diriger les moyens de guérison à opposer à ses ravages ; changez les circonstances plutôt encore que les lieux, et comptez alors sur une guérison impossible autrement.

Il y aurait conséquemment, pour toucher au but où nous visons deux conditions essentielles à remplir ; comme de détruire quelques préjugés, toujours si funestes ; de substituer à l'erreur des vérités consolantes, et présque la seule méthode prophylactique, au luxe et à la richesse apparente des préparations officinales. Réciprocité d'amour et de confiance entre le chef et les subordonnés, tel est, si je ne me trompe, le meilleur, pour ne pas dire le seul anti scorbutique que je connaisse; ou, pour le désigner avec plus de précision encore, l'anti-scorbutique radical, qu'on me passe ce mot, sans lequel la plupart des moyens tant préconisés et purement accessoires, sont presque toujours inefficaces. L'on ne saurait donc assez s'attacher à rassurer l'homme de mer sur sa situation, et l'on aurait tout fait pour lui, si l'on parvenait à la lui faire aimer.

Interrogeons les navigateurs, passons avec eux leurs équipages en revue, et nous verrons partout, quelles que soient d'ailleurs les causes générales et particulières du scorbut, relatives à l'individu, aux choses et aux lieux, nous verrons, dis-je, partout l'homme pusillanime et à préjugés, en proie à la cachexie nautique. N'est-il pas en effet d'observation que sur les vaisseaux d'aucune nation, on ne compte autant de scorbutiques que sur les flottes anglaises, parce qu'il n'en est point qui soient armées par des hommes plus timides, quand le punch ne les *éperonne* pas; tandis que sur les navires de commerce de toutes les nations, où des équipages plus faibles font cependant des travaux plus forts, on observe rarement le scorbut, surtout à bord des français ? Le marin, fixé par sa propre volonté, se plaît davantage dans le service pour lequel il s'est engagé; il s'y trouve, sinon en famille, au moins en société d'amis, dont l'exemple, plus que la voix menaçante ou le fouet du chef, détermine et nourrit l'émulation.

C'est une opinion vulgaire, que l'homme n'est pas né pour la mer, et qu'il ne saurait impunément lui confier sa fortune et sa vie. Des sentiments d'honneur, et la soif des richesses qui n'échauffe pas moins, lui font braver les dangers et le déterminent pourtant : mais les préjugés s'embarquent à sa suite, pour lui faire pleurer la terre qui fuit et se perd à l'horison. Rien alors ne ressemble plus à ce qui avait été jusques-là : ses habitudes ne sont plus les mêmes; sa tête se trouble, son cœur s'étonne et gémit; au milieu d'un peuple d'étrangers, aucun ne le console; souvent, trop souvent encore, le vieux marin ajoute aux maux du nouvel embarqué, par son ironie brutale et ses mauvais traitements. Espérons cependant que la marine, qui n'est chez la plupart des peuples que l'imitation servile de l'art des flibustiers, atteindra très-prochainement, en France au moins, le degré de perfectionnement qui doit lui mériter une considération réelle ; et persuadons-nous bien que l'homme, maître de faire son bonheur, peut le trouver partout où sa condition le place.

Une longue habitude de la mer, et l'une des campagnes les plus difficiles et les plus pénibles que l'on ait entreprises, ont dû me faire connaître les marins sous beaucoup de rapports et dans presque tous leurs besoins. Je sais que l'on ne peut pas se promettre qu'ils soient *à bord* comme au milieu des champs ; et dans un *entre-pont*, comme au sein d'une ville opulente : mais dans ces villes mêmes et à la campagne, combien d'habitations n'offrent pas une demeure plus salubre que ne l'est celle d'un vaisseau bien tenu ? Combien d'hommes chers à la patrie ne vivent pas d'une nourriture meilleure que celle du matelot ? Cependant, dans des travaux aussi pénibles que les siens, sous l'influence d'un concours de causes et d'une atmosphère plus débilitante encore, ils coulent des jours heureux, et parviennent à une longue vieillesse. Le scorbut, qui les menace de toutes parts, ne les attaque point, ou ne se montre qu'autant que sa cause absolument déterminante, *l'affection morale*, ne naisse d'un dérangement dans les affaires, et ne se soutienne par de longs déplaisirs domestiques : or, le marin n'est pas autrement attaqué sur son bord.

Des observateurs prévenus ravalant la condition des gens de mer, et ne les supposant susceptibles d'aucun sentiment d'honneur, ne les croiront pas, je l'avoue, capables de s'affecter jusqu'à succomber à une maladie dont je rapporte la principale cause à l'affection triste de l'ame. Cependant tant de victoires disputées dans des combats, où tout, jusqu'à la nature du champ de bataille, milite contre le guerrier en faveur de son ennemi ; cet accord surprenant de sang-froid et d'intrépidité dans la tempête, la précipitation avec laquelle le marin se jette à la mer au secours du marin qui se noie, et tant d'autres traits d'héroïsme, ne viendraient-ils que d'hommes bruts, et n'attesteraient-ils que des ames abjectes !

La France dans ce moment compte sur sa marine : l'honneur de l'Empire et la paix définitive, peuvent dépendre de sa valeur ; et quel est le général chargé de diriger son courage, qui voudrait être l'ame d'un corps dont il n'estimerait pas les membres ?

Pour moi, qui ai fait une étude particulière du marin, et qui crois le connaître, j'avoue qu'il m'a toujours paru doué de passions fortes, et néanmoins faciles à gouverner ; son ame, semblable à l'élément sur lequel il vieillit, croupit quand elle n'est pas émue. Il n'y a qu'à le vouloir, pour faire du marin le plus affectionné, le plus dévoué des hommes ; qu'on lui apprenne à s'estimer lui-même, qu'on l'enrégimente, afin qu'il soit toujours excité par le point d'honneur, l'union et la force des corps militaires ; qu'il porte un uniforme ; car le marin est de tous les hommes celui qui s'enorgueillit davantage de l'habit qui peut le faire distinguer ; que, servant toujours sous le même officier, il apprenne à se confier en lui, à s'en faire aimer ; que chaque vaisseau ait sa musique, plus utile ici qu'en aucun corps de troupes de terre, et l'on verra bientôt les maladies des gens de mer affecter un type moins dangereux, et le scorbut, qui les complique toutes, diminuer et disparaître insensiblement sur nos flottes.

En revoyant la marche du scorbut sur les vaisseaux de la dernière expédition de découvertes, je retrouve à chacune des époques où il s'est montré, tant entre les tropiques que dans les latitudes les plus *sud* que nous ayons visitées, son invasion toujours précédée de terreur et de motifs de découragement pour tous ; de crainte et de déplaisirs particuliers pour chacun des individus qu'il affectait : observation dont je pourrais fournir autant d'exemples que nous avons compté de scorbutiques parmi nous. Infortuné *Bernier !* dont l'astronomie ne saurait assez honorer la mémoire ! vos amis n'auraient pas à vous pleurer, si leurs tendres soins et leur sincère admiration pour vos vertus et vos talents, avaient pu vous consoler de l'éloignement d'une mère respectable et chérie, et vous rassurer sur les suites de notre indicible situation ; si l'on ne vous avait pas tant de fois humilié, quand on ne vous devait que des encouragements et des éloges ! Je me plais encore à rappeler ce bon Otaïtien (*Tupia*) conduit au scorbut par le chagrin d'avoir perdu son jeune ami.

Je ne puis croire qu'en descendant dans l'ame de tous les scorbutiques, on ne trouve la confirmation de mon opinion à leur égard.

Dans les villes assiégées, dans les maisons de détention et de peines, le scorbut ne connaît point une autre cause essentielle que celle que je lui attribue. Dans les camps ou dans les blocus des places, le guerrier valeureux n'est accessible qu'à la passion de vaincre, tandis que le soldat, pressé dans des remparts où son imagination ne lui montre que la mort, n'offre bientôt plus qu'un scorbutique mourant à l'épée du vainqueur. Dans les prisons, toujours pourvues de scorbutiques, ne les compte-t-on pas constamment parmi ces malheureux, qu'une longue habitude n'a pas encore familiarisés avec la honte du crime ? Des observations longtemps suivies au *Bagne* de Brest m'ont toujours donné le scorbut, la démence ou la dégradation absolue, pour résultat du rapprochement que faisaient les *forçats*, capables encore de réflexions et de sentiments d'honneur, entre les charmes d'une vertu qu'ils n'avaient plus, et la souillure de leur ignominie.

Au débarquement de la colonie du port Jackson, (Botany-Bay) en 1788, à l'est de la Nouvelle-Hollande, le scorbut qui s'était à peine montré pendant la traversée, fit, à terre les plus grands ravages parmi les déportés. Tandis qu'aujourd'hui seulement quelques Irlandais, victimes inconsolables d'un gouvernement qu'ils ne sauraient assez abhorrer, périssent attaqués de cette maladie, dans le même pays où les nombreux scorbutiques de notre vaisseau ont guéri, comme par enchantement, et l'on peut dire par les seules forces de la nature.

A quoi donc rapporter une différence si marquée dans l'influence

2.

d'un sol, dont quelques défrichements isolés ne doivent pas avoir beaucoup changé la nature, si ce n'est, dans les premiers temps, à l'horreur de n'envisager que l'esclavage et la mort sur une terre sauvage, et, maintenant, à l'espoir de compter encore des jours heureux dans une colonie où l'on peut, où l'on doit même se plaire.

Pendant notre longue relâche dans le port principal, chef lieu de cet établissement, nous avons vu arriver un grand nombre de navires chargés de nouveaux déportés. Partis d'Europe tous à peu près dans le même temps, également bien approvisionnés, et naviguant pour ainsi dire de *conserve*, ils auraient dû débarquer leurs hommes dans le même état : un seul était chargé de scorbutiques, parce que le barbare qui le commandait s'était fait, pendant la traversée, un malin plaisir de tourmenter ses victimes, au point qu'on a cru devoir le traduire en justice, et qu'à Botany-Bay même, il s'est vu condamné à être pendu.

Il n'est que trop vrai peut-être qu'on peut quelquefois reprocher au médecin de ne pas toujours guérir son malade ; mais il est encore plus certain que c'est toujours la faute du commandant d'un vaisseau, s'il y a beaucoup de malades à son bord, et notamment des scorbutiques. Le bon état de l'équipage est le meilleur éloge que l'on puisse faire de son état-major. N'est-il pas en effet d'observation, que le scorbut, autrefois la terreur et le fléau des marins, en détruit beaucoup moins à mesure que la civilisation fait plus de progrès dans cette classe précieuse.

Je pourrais accumuler les preuves que le scorbut où la cachexie nautique est le produit incontestable de l'affection morale. Mais les faits étrangers à mes observations sont connus de tout le monde, et les sources où l'on peut puiser sont à la disposition de chacun. Je m'arrêterai donc à quelques particularités de notre navigation.

Après quelques dangers et beaucoup de fatigues dans notre baie du Géographe, à l'ouest de la Nouvelle-Hollande, des matelots me dirent : « Le scorbut nous a épargnés jusqu'à présent ; mais si nous

naviguons encore longtemps comme nous l'avons fait jusqu'ici, nous
en serons bientôt *pourris.* » Or qui ne voit pas, pour le dire avec
l'un de mes collègues les plus recommandables, que ces *braves gens*
avaient déjà le scorbut dans le cœur. Aussi, à quelques journées
de là, dans la baie des *Chiens-de-Mer*, proche du tropique du Ca-
pricorne, de nouvelles fatigues, plusieurs nuits d'inquiétude, et des
manœuvres peu faites pour inspirer de la confiance, développèrent
la maladie que des mécontentements répétés avaient depuis long-
temps préparée.

A l'île de France, où le scorbut et des maladies plus graves encore
guérissent tous les jours par la seule influence du meilleur des climats que je connaisse, plusieurs hommes de l'équipage, que j'avais
mis à l'hôpital pour des causes assez légères, mais aux termes des
règlements, y devinrent scorbutiques, par la crainte de ne pouvoir
débarquer d'un bâtiment dont ils voyaient qu'il serait dangereux de
toute manière de suivre plus loin la destination.

Le commandant lui-même, malgré son attention à se bien nourrir,
quand tout tombait de besoin autour de lui; dans son logement,
si salubre, lorsque les autres parties du vaisseau étaient si négligées;
n'a-t-il pas dû le scorbut dont il était atteint à notre arrivée au port
Jackson, aux déplaisirs que son caractère chagrin ajoutait encore
aux inquiétudes inséparables de sa mission? tandis que sur le même
bâtiment, le vénérable et bon vieux maître calfat, malgré sa
tendance, par son idyosincrasie et son grand âge, à la maladie
vers laquelle le portait encore sa constitution affaiblie par de longs
voyages et des maladies antécédentes, se soutint au milieu du dan-
ger, par la certitude de l'estime générale et l'attachement presque
religieux que lui témoignaient tous ses compagnons d'infortune.

Le logement, la nourriture, l'âge, les maladies antécédentes et tant
d'autres causes encore, ne sont donc pas les causes directes du scorbut.
Qu'on ne me prête cependant pas de l'attribuer uniquement à l'affection
morale. Je n'ai pas encore appris à me créer ainsi des chimères, pour le
seul plaisir de les caresser. Je reconnais donc la plupart des causes

admises de cette maladie; mais je crois que je ne serais pas le premier à ne les considérer que comme autant de causes secondaires, si, plus philosophes qu'historiens, les médecins qui les ont recueillies plutôt qu'observées, ne les avaient pas aussi sèchement détachées des relations qui les leur ont fournies, pour en faire autant de faits isolés, que l'on répète tous les jours sans y réfléchir davantage. Reportons-nous au temps où le scorbut désolait la marine anglaise, et nous verrons ce que *Lind* a bien eu soin de dissimuler, que l'eau si douce et ces vivres en si bon état, etc., dont il parle, ne pouvaient soutenir les flottes rivales contre l'épouvante du pavillon français et la terreur de nos armes victorieuses.

CAUSES SECONDAIRES.

Humidité.

L'on ne peut méconnaître les effets d'un air humide sur les scorbutiques; mais je prie de remarquer que je dis les scorbutiques, persuadé qu'ils les faut déjà dans un état avancé, pour que l'influence de cette cause ne soit pas douteuse; si l'humidité seule pouvait conduire au scorbut, quel homme, sans en être atteint, passerait de notre hémisphère au sud de la ligne. De o au 6.ᵉ, au 8.ᵉ, au 10.ᵉ degré de latitude nord, souvent même en deçà, et jusqu'aux parages des îles du Cap-Vert, sous un ciel si beau d'ailleurs, l'humidité règne de telle sorte, que les meilleurs instruments hygrométriques ne remplissent plus les intentions du physicien. L'acier, le fer, les instruments faits de ce dernier métal, que l'on porte toujours sur soi, les clefs, dont le frottement a rendu le poli si brillant, s'oxide du jour au lendemain, de manière à salir par le seul contact tous les corps qu'on leur présente. Comment les enfants, les femmes, généralement si faibles à ne les juger qu'au physique, mais si fortes au moral, arriveraient-elles tous les jours au Cap-de-Bonne-Espérance, aux îles de France et de Bourbon, dans toute l'Inde, parfaitement exempts de scorbut, malgré la longueur de la traversée et les privations qu'il faut supporter. Le scorbut, dans ces mers, ne s'empare donc des équipages, qu'autant que des avaries majeures leur donnent de grandes inquiétudes sur les suites du voyage.

Si l'on prétend, avec la foule des auteurs qui se sont répétés, qu'il faille que l'air soit humide et froid pour produire le scorbut ; je demanderai, pourquoi à Paris, dans toutes les villes de climats semblables, le scorbut n'attaque-t il pas en hiver les blanchisseuses, les tanneurs, tout ce peuple d'artisans, si précieux à la société, dont l'industrie ne s'exerce qu'au milieu, souvent même en accumulant autour d'eux les causes de cette affection.

Comment, dans les plus beaux jours de nos triomphes, par des temps si contraires, selon les auteurs, et dans des saisons consacrées jusqu'alors à refaire le soldat dans son quartier d'hiver, les défenseurs de la patrie auraient-ils pu continuer la guerre et bivouaques comme ils l'ont fait, si l'humidité froide portait aussi directement, qu'on le dit, au scorbut ; et tout près de nous, à l'isle des Saints, (*insula sena* des anciens) le scorbut ne serait-il pas endémique et permanent, si l'humidité froide pouvait seule le produire : il est cependant de fait qu'il y est absolument étranger.

D'où, si je ne me trompe, on peut réduire aux deux circonstances suivantes, les seuls cas où l'humidité est nuisible et conduit au scorbut ; savoir, à l'humidité qui résulte de la mauvaise tenue du bâtiment, et à celle des vêtemens, que la coupable administration des chefs permet aux matelots de laisser sécher sur eux.

Salaisons.

Les viandes salées, dont se compose en grande partie la nourriture des marins, ne sont pas plus que l'humidité absolue de l'air, une cause suffisante du scorbut, que de fausses notions ont trop appris à redouter. J'en atteste encore ici l'expérience : dans la campagne, du Géographe, tous, à beaucoup près, nous n'avons pas eu le scorbut; quoique tous nourris de la même *manière*, et d'une *manière qui ne peut se concevoir*. Ceux qui, doués de plus de forces morales, ne se sont point laissés abattre, en ont été exempts, ou se sont à peine ressentis de ses effets.

L'astronome *Bernier*, l'ingénieur des Mines *Depuch* et le zoologiste *Maugé*, qui ont succombé à des maladies amenées par le scorbut, et *Perron*, médecin zoologiste, que le scorbut n'a pas toujours épargné, ne devaient certainement pas la perte de leur santé à l'usage des viandes salées, dont l'odeur leur a si souvent fait quitter la table, et se contenter, pour toute nourriture, d'un peu de soupe de la plus mauvaise nature.

Un de nos officiers, jeune et bien constitué, grand mangeur de viandes salées, qu'il digérait parfaitement, a été pris d'un commencement de scorbut; mais je suis persuadé que l'on ne sera pas porté à l'attribuer à la qualité des aliments, quand on saura combien de dégoûts on lui a donné pendant toute la campagne; les vexations, les injustices et les humiliations de tout genre qu'on lui a fait dévorer.

Je vois donc encore le scorbut naître ici de l'affection morale: sous quelques rapports, dans quelques circonstances, chez quelques individus, et dans quelques climats que je l'observe, je ne lui trouve pas une autre source.

Nature du scorbut.

Tant d'observations, qui nous sont particulières, faites pendant plusieurs années, dans des circonstances convenables, et les recherches de ceux qui nous ont précédés, ne nous paraissent cependant pas suffisantes, pour déterminer la nature de la cachexie nautique.

Différence.

Il règne quelques différences, entre les symptômes du scorbut qui se montre dans les pays chauds, et ceux du scorbut qui se déclare dans les pays froids : ces différences doivent-elles faire admettre deux espèces de scorbut, ou seulement deux variétés de la même maladie ?

Dans les pays chauds, le scorbut affecte essentiellement la peau, quelques articulations, le périoste des membres abdominaux et celui de la mâchoire inférieure. Le gonflement et la douleur ne sont jamais très-considérables ; le malade conserve long-temps la faculté de marcher, et quand il l'a perdue, on peut le transporter d'un lieu dans un autre sans le faire beaucoup souffrir. Il y a peu de tendance à l'ulcération, et les ulcères qui existent ne parviennent pas à un état très-fâcheux ; ceux qui surviennent par accident guérissent assez promptement. Les taches, d'abord infiniment petites, mais infiniment multipliées, proéminent à la racine des poils, d'où elles se confondent et s'étendent jusqu'à recouvrir la presque totalité du membre. Les jambes sont particulièrement parsemées de tumeurs dures, circonscrites, peu ou point douloureuses, qu'on prendrait volontiers pour des exostoses, si on ne les voyait pas se former d'un jour à l'autre, avec une facilité que n'offre point le développement des tumeurs osseuses.

Dans les pays froids, au contraire, le scorbut est plus rapide dans sa marche, plus effrayant dans ses effets ; le corps des muscles acquiert une dureté extrême, ainsi que le tissu cellulaire des jambes ; le gonflement et la douleur sont considérables. Le malade, réduit à garder le lit, permet à peine qu'on le touche : ce n'est qu'avec les plus grandes précautions qu'on le remue ; le moindre choc lui fait jeter les hauts cris ; la peau est moins couverte de taches que dans le scorbut des pays chauds ; elle est moins dure et dans un état plus voisin de la désorganisation ; les plus petites causes déterminent des ulcères, qui ne guérissent qu'avec la maladie générale. Le lumbago, la diarrhée, se joignent bientôt à l'affection première ; la tête du malade se prend, et le désespoir amène enfin sa perte, si le médecin du bâtiment, de concert avec le capitaine, ne combinent leurs efforts pour rassurer leur infortuné compagnon de voyage, et le ramener à cette confiance et à cette tranquillité d'esprit, sans lesquelles on ne doit point espérer de guérison.

Diagnostic-Pronostic.

Je suis convaincu, par mes observations et l'expérience de mes collègues, que le scorbut n'est point une maladie contagieuse, qu'il n'est jamais épidémique, qu'il n'est point de sa nature que la fièvre l'accompagne, qu'il est le même à terre qu'en mer, et qu'il n'est pas vrai que l'on soit d'autant plus exposé à le contracter, qu'on en a été déjà plus fortement attaqué, etc.

Méthode prophylactique.

J'ai dit que l'on pourrait presque réduire à la seule médecine prophylactique, tout le traitement du scorbut. Je n'ai pas en effet une seule observation qui ne m'affermisse dans cette persuasion. On ne peut se dissimuler que le scorbut n'entraîne avec lui la désorganisation des solides ; mais on ne peut davantage contester, que cet état physique ne soit la suite d'une affection triste, primitive et continuelle de l'âme.

Or, s'il est vrai que la direction bien entendue du moral soit, dans quelques cas, la meilleure et la seule ressource sur laquelle le médecin doive compter ; il est encore plus certain, que c'est toujours un excellent moyen de prévenir les maladies et d'en diminuer les complications. On peut aisément obtenir que l'homme de mer se plaise sur son bord, et si l'on s'en occupe sérieusement, je ne conçois plus comment le scorbut pourrait l'y surprendre.

Je suis d'une complexion plutôt faible que forte ; des maladies graves , plusieurs voyages sur mer , entrepris avant celui dont j'arrive , n'étaient pas propres à donner à ma constitution la force que la nature lui a refusée. En m'embarquant , j'avais de fortes raisons pour craindre le scorbut ; je n'en étais peut-être pas tout-à-fait exempt : ne m'en serais-je donc garanti qu'à force de l'observer et de le braver ? Je voulais connaître ce fléau des marins ; et persuadé qu'il suffisait de ne pas le craindre , je me suis exposé volontairement à toutes les causes dont on le fait dépendre , sans jamais en avoir ressenti aucun des effets. Chacun de mes compagnons de voyage , soit attaqué , soit exempt du scorbut , fournit encore à mes observations ; et de leur ensemble je conclus , qu'après la vérole et la gale , le scorbut est de toutes les maladies celle dont on peut le plus facilement se garantir , et la plus facile à guérir. Ici , c'est de lui-même que le malade doit le plus attendre pour sa guérison ; car si le mal est dans son cœur , le remède , qu'il se le persuade bien , est aussi dans sa tête. Voyez , en effet , si c'est jamais dans la garnison du vaisseau , parmi les soldats toujours plus vaillants , que se trouvent les scorbutiques en plus grand nombre ; et si ce n'est pas parmi ces hommes faciles à rassurer , quand il se sont laissés décourager , que le scorbut guérit plus sûrement et plus facilement.

Cependant , l'endroit où l'on tient tant d'hommes rassemblés , toujours trop petit , trop peu aëré ; la nourriture trop peu appropriée aux climats les plus opposés , qu'ils parcourent souvent dans des temps très-courts ; les habillements qui présentent les mêmes inconvéniens ; la vicieuse distribution du travail , et les relâches , qui ne devraient servir qu'à le faire reprendre avec plaisir ; toutes ces causes , dis-je , peuvent aussi disposer au scorbut , lorsqu'il serait si facile de tout ordonner à bord pour l'empêcher de naître , et pour la conservation de la santé de l'équipage.

En général , nos vaisseaux sont trop chargés de monde , et les emplois trop multipliés ; les désœuvrés de toutes classes , et la grande classe parasite des surnuméraires , écrasent le petit nombre des travail-

3

leurs. Le Français, le plus agile des hommes, a besoin de se donner beaucoup de mouvement ; son caractère veut qu'il varie ses oc-
cupations ; et par sa nature, il est presque susceptible de se trouver en plus d'un endroit à la fois : multiplier sans nécessité les bras
autour de lui, c'est nuire plutôt qu'ajouter à la force qu'il doit em-
ployer. En marine, où l'on n'a jamais assez d'espace, assez de temps
pour la célérité des manœuvres, on doit compter davantage sur
des hommes portés de cœur, que sur des individus qui ne sont rien
que par leur nombre ; il le faut donc réduire, afin qu'on puisse
procurer, à ceux qui sont réellement nécessaires, une nourriture
meilleure. Trop d'hommes, et les vivres dont ils ont besoin, entas-
sés dans un même lieu, se nuisent réciproquement, et périssent les
uns par les autres.

Le régime des gens de mer est susceptible d'être mieux ordonné,
quant à la nature des aliments, à leur préparation et à leur distribution. Le bœuf, qui n'est, après quelques mois de séjour à bord,
qu'un squelette fibreux, presque de la fibrine tannée, bon tout au
plus à être mêlé comme assaisonnement à des viandes plus fraîches,
doit être remplacé par le lard, qui, bouilli dans la soupe, lui donne
de la saveur, nourrit davantage, et plaît toujours avec les légumes
secs et le biscuit, qu'il fait trouver meilleurs.

Le petit pois rond contient trop peu de matière nutritive, en proportion de la pellicule corticale qui l'enveloppe ; les insectes l'atta-
quent si promptement, qu'il faudrait le retrancher des approvisionnements des vaisseaux, pour lui substituer la grosse féve, d'un meilleur goût et facile à monder.

Une économie d'eau mal-entendue, fait que l'on donne trop peu
de soupe aux équipages. C'est encore un mal de leur distribuer de
l'eau et de l'eau-de-vie séparément aux repas. En les mêlant ensemble, avec un peu de mélasse et d'acide acétique, on aurait un punch
froid, aussi restaurant qu'agréable à boire.

Il faudrait substituer les choux confits au vinaigre, comme je l'ai
fait faire pour notre état-major, aux choux-croûtes, dont on se

loue d'ailleurs avec raison. Des oignons, avec des échalottes et de l'ail, confits de la même manière, coûteraient si peu, et formeraient un assaisonnement si bon, qu'il faut s'étonner qu'il ne fasse pas encore partie des approvisionnements de nos escadres.

Dans la distribution des heures, il me paraît qu'on a consulté l'usage et la commodité de quelques personnes, plutôt que l'intérêt et la conservation de tous. Toute une nuit est en effet un intervalle trop long entre le souper et le déjeuner, chez des gens qui n'ont que quatre heures à se reposer, et dont le travail se continue de nuit comme de jour. *Point de travail avec la faim*, a dit *Hippocrate*. Il faudrait donc leur faire distribuer à minuit la ration qui compose le déjeuner, faire dîner à 9 heures et souper à 4.

Il est indispensable, pour la santé de tout équipage, de ne pas lui faire courir la grande bordée : les chefs de la marine conviennent de la nécessité de faire trois quarts ; mais il faudrait que le gouvernement l'ordonnât.

Je voudrais aussi qu'on établît des poëles à demeure dans les *entre-ponts*, pour le renouvellement de l'air pendant la nuit et le desséchement du bâtiment, ainsi que des hardes mouillées du matelot.

Tant que la marine ne formera pas un corps d'armée, à l'instar des troupes de terre, il ne faut pas attendre du matelot une grande propreté sur sa personne, et jamais ses vêtemens ne seront, de sa seule volonté, fort convenables aux climats et aux saisons.

Il faut en un mot gouverner le matelot et le diriger jusques dans ses plaisirs ; la fréquentation trop libre de la terre lui sera toujours funeste. Qui ne sait pas que les femmes et le vin sont la perte de nos équipages dans les relâches. Que l'on enrégimente les matelots, pour que son uniforme lui rappelle sans cesse qu'il sera connu et sévèrement puni pour ses moindres excès. Il ne faudrait jamais laisser descendre les équipages à terre, que par escouades, et sous la surveillance d'un chef quelconque. Il faudrait le mener souvent à la campagne, lui faire faire des promenades militaires. Rien, comme

l'air des champs, n'est propre à remettre le marin des fatigues de
la mer.

Le matelot ne se baigne pas assez, et danse toujours trop peu.
Le corps dans ces deux exercices, éprouve des mouvements brus-
ques et rapides, et si la joie les anime, la santé de l'homme de
mer ne peut qu'en éprouver les meilleurs effets. Ne pourrait-on
pas également dans les longs voyages, inventer des jeux d'une nature propre à occuper agréablement le matelot, à lui faire oublier
les désagréments de sa situation, et le consoler des peines et des
privations inséparables de son état. Nous le répétons : s'il est vrai que
l'affection morale, si facile à se développer en mer, puisse donner
lieu à tant de maladies, c'est donc vers cette cause puissante qu'on
doit tourner toutes ses vues, soit pour en prévenir les funestes
effets, soit pour la faire cesser quand elle existe.

Traitement.

Il serait sans doute intéressant de savoir en quoi réside la pro-
priété des anti-scorbutiques ; et on ne peut espérer de lever toute
incertitude sur l'efficacité des moyens curatifs d'une maladie dont
nous connaissons si peu l'essence et la nature. Il n'en est pas de
même des causes ; nous savons qu'en les éloignant, on aura déjà
beaucoup fait, et nous le pouvons. Quand on n'a pas su prévenir
le scorbut, on peut au moins en arrêter les progrès, même en
mer, et l'y guérir sans le secours des végétaux.

Une seule cause, la cause essentielle du scorbut, l'affection morale, peut le rendre difficile à guérir, incurable même, et quelquefois mortel. C'est surtout vers cette cause que le médecin doit
diriger toute son attention. Point de succès, si l'on ne parvient
d'abord à rassurer le scorbutique sur son état. Le grand art est de
savoir le récréer, et de flatter ses goûts.

Quelques changements dans le régime, un léger supplément à
la ration, une exemption de quart, de ceux de nuit surtout, pour

qu'il puisse la livrer toute entière au sommeil ; une boisson agréable, suffisent communément pour faire disparaître les premiers symptômes du scorbut. Dans des cas plus avancés, le vin de quinquina et la canelle, pris une demi-heure avant le repas, m'ont constamment réussi. Enfin les bains de sable et les applications d'acide acéteux, saturé d'autant de muriate de soude qu'il en peut dissoudre, ne m'ont rien laissé à desirer dans les cas les plus désespérés. Le vin de kina et de canelle employé en gargarisme ; la poudre de ces deux substances promenée dans la bouche par des mouvements de la langue et des levres, après les résections convenables des gencives, m'ont aussi paru le meilleur moyen de les déterger et de les affermir.

Le temps et la nature de cet opuscule me forcent de réduire à ce faible exposé les réflexions que j'essaierai de mieux développer, dans un travail plus étendu sur quelques points de médecine nautique. Je sens combien dans ce moment j'ai besoin d'indulgence, et j'ose en attendre dans une école où l'on daigne se rappeler encore des efforts que j'ai faits pour me rendre digne des maitres illustres qui sont aujourd'hui mes juges.

APHORISMES D'HIPPOCRATE.

I.

La crainte, un état morose, avec des insomnies qui durent long-temps, tiennent de la mélancolie. [Sect. vi, aph. 23.]

II.

Les maladies arrivent surtout par le changement des saisons ; mais particulièrement si l'ordre du froid et de la chaleur est beaucoup changé. Elles arrivent aussi à proportion des autres irrégularités des températures. [Sect. iii, aph. 1.er]

III.

Entre les différentes températures de l'année, les sécheresses sont en général plus salutaires que les pluies, et moins mortelles. [Sect. iii, aph. 15.]

IV.

Au printemps, on voit des manies, des mélancolies, des épilepsies, des hémorragies, des esquinancies, des rhumes de cerveau, de gorge, des toux, des dartres, des efflorescences farineuses, des taches livides et blanchâtres, beaucoup de pustules ulcéreuses, des tubercules et des douleurs de goutte. [Sect. 3, aph. 20.]

V.

La vieillesse est sujette à des difficultés de respirer, d'uriner, à des toux catarrhales, à des douleurs néphrétiques, à des strangu-ries, à des vertiges, à des apoplexies, à des cachexies, des prurits par tout le corps, à des insomnies. Le ventre, les yeux, le nez, sont abreuvés de sérosité. La vue s'obscurcit, s'éteint, et l'ouïe devient dure. [Sect iii, aph. 31.]

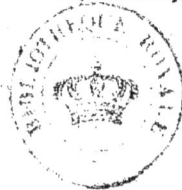

www.ingramcontent.com/pod-product-compliance
Lightning Source LLC
Chambersburg PA
CBHW050430210326
41520CB00019B/5861